JN124556

臨床現場における

臨床倫理Q&A

困ったときに手にとるガイド

国立病院機構別府医療センター
臨床倫理コンサルティングチーム

日本医学出版

目　次

発刊にあたって
－ 本書を利用する前に必ず読んでください －

別府医療センター院長

矢野　篤次郎

本書は、「臨床倫理学」の成書ではありません。

　平成29年（2017年）に当院が初めて日本医療機能評価機構の認定を受けるにあたって、臨床倫理に対応する部門の設置が必要となりました。当時、副院長で病院機能評価受審チームリーダーであった私は、急遽「臨床倫理コンサルティングチーム」を立ち上げました。

　社会福祉士（MSW）を中心に外科系診療部長、内科系診療部長、医療安全管理室専従看護師長、がん看護専門看護師、急性・重症患者看護専門看護師、医事専門職といった普段から日々の診療上で医療・ケアチーム単独では解決困難な問題が発生した際に相談対応している職種を集めてチームにしました。チーム立ち上げに際して、専門ではないので「医療倫理」に関して学ぶ必要があるのではないか？という懸念もチーム員から出ました。しかし、現場主義の私としては今それぞれの職種が個々で対応していることをまとまってやることがチーム立ち上げであり、これからチームとして経験値を上げていくことが医療倫理の専門性を高める学習であると考えて、まずはチームとして活動することから始めました。

　日常診療現場において何より大事なことは、医療チームが診療遂行する上で発生する医療倫理問題の障壁を即座に相談できて早急に解決できることです。ですから、当院では「臨床倫理委員会」や「臨床倫理コンサルトチーム」ではなく、現在進行形の**「臨床倫理コンサルティングチーム」**と命名しました。スピード感が大事であり、病院としての承認については最終決定を副院長・院長と直結できる仕組みとしました。

　日本医療機能評価機構による認定後も順調にチーム活動は機能し、よくある問題に関してはQ＆A集も作成しました。さらにチーム員の中から複数名が日本臨床倫理学会の上級臨床倫理認定士の資格を取得し、臨床倫理登録病院になることもできました。こうしたチーム活動により令和4年（2022年）の機能評価更新認定に際して、「S」（秀でている）と評価されました。この評価「S」の機能を広報・共有することで、全国の臨床現場で日常的に発生している倫理的問題への対応に少しでも役立てばとの思いから本書を発刊することになった次第です。

　臨床倫理問題の多くには普遍的な正解はありません。本書では、臨床現場でよくある問題に関して当院の臨床倫理コンサルティングチームが作成しているQ＆A集をベースにして、実際に対応した事案を題材にして仮想事例を作成してチームの関与過程を示しました。その検討過程は、あくまで当院の医療安全管理規定をはじめ様々な病院運営上の規定を踏まえての判断を示していますので、そのまま普遍的に適用できるものではなく、参考にしてそれぞれの医療機関で適切に対応して頂くことが必要になりますことを申し添えておきます。

別府医療センター臨床倫理コンサルティングチームについて

皆さん、以下の状況の患者に対して、どのように治療方針を決定していくべきでしょうか。

> 事例）患者本人は意識がない、又は判断能力がない状況で家族が疎遠・不在、又は判断に迷っている状況

　これが救急の場面で生死に関わる状況であれば、迷わず救命行為を行うことでしょう。しかし、これが延命の為の治療であったり、今すぐには生死に関与しない場合ではいかがでしょうか。通常は家族の代理意思決定が必要です。ところが、その家族が不在や判断できない状況であれば、主治医や担当診療科（医療チーム）で判断しないといけないと思われるのではないでしょうか。しかし、その選択をする主治医（医療チーム）は何が患者さんの利益となるのか、生じる不利益はどうするのか、自分の選択で患者さんの今後の生き方や生命にまで影響を及ぼしてしまうのではないだろうかと悩み、心理的に負担を強いられてしまいます。

　当院では、患者さんの最大の利益の追求や主治医・看護師等の医療チームの負担軽減を目的に平成 28（2016）年 6 月に「臨床倫理コンサルティングチーム」を設置しました。当院では以前より倫理的判断を要する場合には緩和ケアチームの拡大委員会で倫理的判断を支援する体制を構築していましたが、いつでも迅速に集まれるわけではありませんでした。そこで当時の副院長の号令の下に、迅速に活動できる倫理的支援を行う臨床倫理コンサルティングチームを立ち上げました。臨床倫理コンサルティングチームは表 1 に示すメンバーで構成され、図 1 に示す活動フローに従って院内全職種からの依頼を受け付けています。依頼窓口は MSW または医事専門職としていますが、最近ではチームメンバー誰にでも相談が来るようになっています。

表 1　別府医療センター臨床倫理コンサルティングチーム

職種	職名
責任者	副院長
医師	外科系診療部長、内科系診療部長、内科医師、精神科医師
看護師	医療安全係長、がん看護専門看護師、急性・重症患者看護専門看護師
事務系	医事専門職
福祉職	医療社会事業専門職

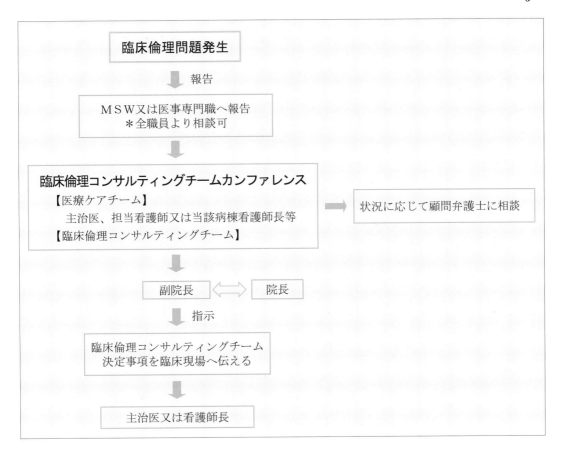

図1　臨床倫理コンサルティングチームへの活動フロー

　活動開始からの相談件数（月平均）、相談内容は図2および図3のグラフで示している通りです。医療行為の妥当性に関する相談が最も多くなっていますが、その中でも上記の例で示したような「判断能力を有しない身寄りのない患者」の相談が多い現状にあります。様々な社会構造が変化する中で、このような患者さんが増えてきていることは皆さんも感じているのではないでしょうか。

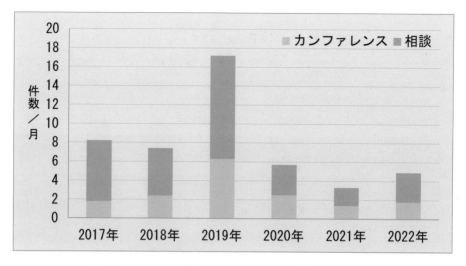

図2　臨床倫理相談・カンファレンス件数（月平均）

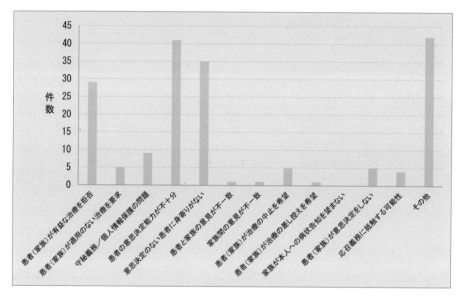

図3　相談内容別件数

　そのような時に主治医や担当看護師個人で悩むのではなく、臨床倫理コンサルティングチームに相談してください。「共に考えること」がチームの役割です。臨床倫理コンサルティングチームだけでベストな答えを出せるわけではありません。必要に応じて、ケアマネジャーやかかりつけ医のほか、弁護士や宗教家などから様々な意見を得ながら「患者の最大の利益は何か」を考えています。臨床倫理コンサルティングチームは考え方の方向性を支援することが重要であると考えています。

　医療現場には様々な倫理的な問題が存在しています。「倫理」というと難しいことと捉えがちだと思いますが、まずは疑問に思ったことがあれば'皆で話してみる'ことから始めましょう。そうすることで倫理的支援を行うきっかけになると思います。

　（文責：MSW 井上祥明）

Q1 意思疎通が困難な患者が搬送されてきた場合はどのように対応すればよいのでしょうか？

Answer

　救急医療の現場では、緊急的な医療提供が必要ですが、意思疎通が困難な病状の患者も多く、家族・親族の支援も即座に得られないことも日常的に経験されます。

　当院では、医療安全管理マニュアルのインフォームドコンセントに関する項目に説明を省略ができるケースとして「緊急の場合」があり、以下のように記載されています。

緊急の場合

　『緊急事態で、即座に医療を施さなければ患者の生命・身体に重大な危険をもたらす場合には説明を省略できる（推定同意の原則が適用される）。この場合は、その状況が分かるように診療録に記載する。但し、実施する医療について医学的適応、有効性、副作用など詳細を説明する時間はないが、受療同意を得る時間がある場合には、同意を得たうえで、その後詳細を説明することは言うまでもない。この場合においても同様に診療録に記載する。』

8

【仮想事例 1】

依頼者：主治医
依頼区分：意思決定能力のない患者に身寄りがない
依頼内容等：

【患者情報】80 歳　男性
　　　　　　病名：脳梗塞
　　　　　　家族等：妹（遠方在住で疎遠）のみ

【協議事項】救急搬入された脳梗塞患者で早急な治療が必要であるが、患者は意思決定ができない状況であり、また親族の連絡も不通である。治療方針をどのように決定すればよいか？

【検討内容】

・臨床倫理コンサルティングチームの介入時点で、本人からの事前意思も明らかではなく、家族（妹）の連絡先が判明しているものの連絡しても不通である。
・現段階では本人の最善の利益を優先することとし、標準治療の第 1 選択肢である tPA 療法（血栓溶解療法）を施行することとする。
・親族（妹）には引き続き連絡を行っていくが、連絡がとれても本人との関係性によっては代理意思決定者になり得ないことが推測される（疎遠なため）。よって、妹の対応次第では改めて倫理カンファレンスを開催する方針とする。

【仮想事例 2】

依頼者：救急外来医師・看護師
依頼区分：意思決定能力のない患者に身寄りがない
依頼内容等：

【患者情報】80 歳　女性
　　　　　　病名：急性大動脈解離、心タンポナーデによる心肺停止状態
　　　　　　身元：不明

【協議事項】救急搬入時は身元を確認出来るものを所持しておらず、MSW に身元確認を依頼。

　MSW より救急隊へ身元を証明するものがなかったか確認すると現地に財布があり、その中に運転免許証が存在していたことが分かり身元が判明した。しかし、現物が持参されておらず直接確認はできなかった※。

　救急外来で既に 30 分以上、蘇生処置が行われるも反応なく、救急外来医師より、「身元の分からない患者の DNAR※※※に関して」臨床倫理コンサルティングチームに介入依頼。

【検討内容】

・臨床倫理コンサルティングチームへの介入依頼後、1 時間以上心肺蘇生が継続されているが心拍再開していない。
・現状を確認後、複数の医師を含めて多職種かつ複数の医療スタッフと共に救命不能の診断に至れば、心肺蘇生中止とする。

〰〰〰〰〰〰〰〰〰〰〰〰〰〰〰〰〰〰〰〰〰〰〰〰

※**身元の確認**：救急隊が患者を搬送する際に警察が介入していると、荷物等は警察により証拠保全されて患者のみ搬送される場合がある。

※※**DNAR**（do not attempt resuscitation）：患者本人または患者の利益にかかわる代理者の意思決定をうけて心肺蘇生法を行わないこと（日本救急医学会・医学用語解説集より引用）。

【仮想事例3】

依頼者：主治医、看護師長、医療メディエーター
依頼区分：患者（家族）が治療の中止を希望・差し控えを希望
依頼内容等：

【患者情報】50歳　男性
　　　　　　病名：急性心筋梗塞　心肺停止（CPA）後蘇生
　　　　　→　補助循環装置および人工呼吸器装着中

【協議事項】家族が希望した場合、補助循環装置の中止は可能か？

【検討内容】
・医学的適応：
　　①急性心筋梗塞によるCPA後蘇生、②循環動態は補助循環装置に依存、③長時間の
　　CPAによる脳機能不全、④数日以内に亡くなる可能性が高い。
・患者の意向：
　　意識レベルはJCS Ⅲ-300（痛み刺激に全く反応しない）で現時点での患者の意向は確
　　認できず、同意能力はない。
・周囲の状況：
　　家族より‘補助循環装置の中止が可能であるか’質問があった。循環維持目的の輸液負
　　荷による外観変化に対する家族の心理的負担も考慮が必要である。

【論点】
① 終末期と判断できるか？
　「救急・集中治療における終末期医療に関するガイドライン」※において、終末期の判断
　（1）～（4）のうち（2）生命が人工的な装置に依存し、生命維持に必須な複数の臓器が不
　可逆的機能不全となり、移植などの代替手段もない場合、および（3）その時点で行われ
　ている治療に加えて、さらに行うべき治療方法がなく、現状の治療を継続しても近いうち
　に死亡することが予測される場合、に該当することから終末期と判断できる。
② 補助循環の中止は妥当と判断できるか？
　上記ガイドラインにおいて延命措置を中止する方法として、補助循環装置などの生命維持
　装置の終了も選択肢として述べられており、短時間で心停止になることもあるため状況に
　応じて家族らの立ち会いが必要。特に、家族には十分に説明した上で患者の意向を尊重し
　ながら方針を決定することが望ましい。

【合意事項】
　患者の病態から終末期にあり、患者の意向並びに家族が望む場合は、ガイドライン上から
　も補助循環を中止することは合意。ただし、患者の推定意思を明らかにし患者の意志尊重と

家族間での合意形成の上で決定し、そのプロセスを記録する。

～～

※救急・集中治療における終末期医療に関するガイドライン（平成26年11月4日　一般社団法人日本集中治療医学会、同日本救急医学会、同日本循環器学会からの提言）より以下抜粋

１．救急・集中治療における終末期の定義とその判断

　１）終末期の定義「救急・集中治療における終末期」とは、集中治療室等で治療されている急性重症患者に対し適切な治療を尽くしても救命の見込みがないと判断される時期である。

　２）終末期の判断

　　救急・集中治療における終末期には様々な状況があり、例えば、医療チームが慎重かつ客観的に判断を行った結果として以下の（１）～（４）のいずれかに相当する場合などである。

　（１）不可逆的な全脳機能不全（脳死診断後や脳血流停止の確認後などを含む）であると十分な時間をかけて診断された場合

　（２）生命が人工的な装置に依存し、生命維持に必須な複数の臓器が不可逆的機能不全となり、移植などの代替手段もない場合

　（３）その時点で行われている治療に加えて、さらに行うべき治療方法がなく、現状の治療を継続しても近いうちに死亡することが予測される場合

　（４）回復不可能な疾病の末期、例えば悪性腫瘍の末期であることが積極的治療の開始後に判明した場合

【仮想事例 4】

依頼者：主治医、MSW、医療メディエーター
依頼区分：意思決定能力のない患者に身寄りがない
依頼内容等：
【患者情報】60 歳　男性
　　　　　　病名：心原性脳塞栓症
　　　　　　家族等：妻とは離婚しており、関係乏しい
　　　　　　両親（死別）、子なし

【協議事項】身寄りがなく、同意能力がない患者の治療方針について

【検討内容】
・医学的適応：
　　心原性脳塞栓症（慢性心房細動による）にて、救急搬送（知人発見）、右大脳半球に広範囲な梗塞巣があり、脳ヘルニアにて、脳幹部圧迫の可能性がある状況、その場合は呼吸停止する可能性がある。脳梗塞の範囲は広範囲で、救命されたとしても意識障害や麻痺の可能性が高く、寝たきりになることが予測される。脳浮腫は 3 〜 4 日でピーク、呼吸不全で亡くなる可能性がある。
　　通常の治療方針：①開頭減圧術、②抗浮腫治療　→　脳ヘルニア、呼吸不全を避ける目的。
　　60 歳で、脳萎縮もない状況では、①手術を勧めるが、実際は家族と話し合って②手術せず保存的にいく場合もある。
　　また再梗塞を起した場合、状況は非常に厳しく終末期となる可能性もある。
・患者の意向：
　　意識レベルは JCS Ⅲ-200（痛み刺激で少し手足を動かしたり、顔をしかめたりする）で、同意能力はなし。
　　MSW が情報を集めて、元妻（20 年前に離婚）への連絡がついて確認するも、患者の意向は不明である。
・QOL：不明。知人との交流はあった。
・周囲の状況：身寄りがないと判断され、成年後見制度※の対象になる。しかし、市町村同意にて申請しても時間はかかる。元妻の対応も難しいだろう。

【論点】
① 終末期と判断できるか　→　急性期の状況であり、「救急・集中治療における終末期医療に関するガイドライン」（仮想事例 3 の※）においては、終末期と判断するに至る材料に乏しく、現時点では終末期といえない。
② 身寄りがなく医療同意が得られない患者の侵襲的治療の是非

→ 患者の同意のない治療行為として、患者にとってのメリットがあり、生命維持や回復を目的とした医療行為であること、その治療をしないと回復が困難であること、患者の意思と相反しないと予測されること等の検討が必要。

→ 長期的な経過まで踏まえて判断すると、判断が難しいため、急性期の短期的な状況で判断することとする。

まずは、手術の適応があるかどうかを検討する必要がある。手術の適応がない場合は、抗浮腫治療が適切な治療となるため、その治療を行った上で、治療の反応をみていく。しかしながら、脳浮腫が進行し、脳幹部へ影響した場合は呼吸不全となり、救命は難しく、終末期となる可能性が高いだろう。

【合意事項】
・急性期の段階と考えると、終末期には該当しない。
・侵襲的治療としては、まず適応を専門的に判断し（脳神経外科にコンサルト）、手術適応がないと判断された場合は、抗浮腫治療を実施する。しかし、呼吸不全が進行した場合は、終末期に該当する状況へ移行すると判断されるため、急変時はDNAR※※として対応することで、医療チームと臨床倫理コンサルティングチームの合意とする。

～～～～～～～～～～～～～～～～～～～～～～～～～～～～～～～～～～～～～

※**成年後見制度**：認知症、知的障害、精神障害などの理由で、ひとりで決めることが心配なひとが、財産管理（不動産や預貯金などの管理、遺産相続手続など）や身上保護（介護・福祉サービスの利用契約や施設入所・入院の契約締結の確認など）などの法律行為をひとりで行うのがむずかしい場合に、法的に保護して本人の意思を尊重した支援（意思決定支援）を行う制度（厚生労働省のホームページより）。

※※**DNAR**（do not attempt resuscitation）：患者本人または患者の利益にかかわる代理者の意思決定をうけて心肺蘇生法を行わないこと（日本救急医学会・医学用語解説集より引用）。

【仮想事例 5】

依頼者：主治医、病棟看護師長、看護師、MSW、医療メディエーター
依頼区分：終末期の判断と延命治療の適否について
依頼内容等：
【患者情報】90 歳　女性
　　　　　　病名：蘇生に成功した心肺停止
　　　　　　　　　（誤嚥・窒息による心肺停止状態で救急搬入された）
　　　　　　家族等：長男（遠方在住で疎遠）、長女（キーパーソン）

【協議事項】蘇生された心肺停止患者で、現在は自発呼吸があり人工呼吸は必要なく気管内挿管のまま酸素投与中である。しかし、咳嗽反射なく睫毛反射なども認められず意識障害は改善していない。家族は自然のままを希望し、延命治療は希望していない。栄養充足管理の希望はなく、補液と抗菌薬で対応している。気管内挿管チューブを抜去するタイミングであると考えられるが、妥当か？

【検討内容】
① 医学的適応：
・意識改善せず、全身の炎症反応遷延、早晩悪化してくる可能性あり。気管内挿管チューブも 2 週間を目処に気管切開など検討しなければならないため、抜管のタイミングとしては現時点かと考えられる。抜管したら、喀痰も多いため、窒息、誤嚥により数時間程度で死の転帰を迎える可能性もある。
・家族の自然なままでといった希望で栄養管理しておらず、今後衰弱してくることも予測される。
　→　検討の結果、抜管せずとも短期間のうちに死の転帰をたどることが予測される状況、終末期の状態という見解は合意できる。
② 患者の意向や家族の意向：
・患者の希望を踏まえての決定であるか？
　→　救急搬入時に、キーパーソンである長女により意思決定されている（自然な形で最期を迎えることを希望）。
・デイケアからの情報収集では本人の事前意思は確認できず。
　→　患者の事前意思、家族が患者のことを思って決定した内容か、他の家族（長男）も理解できているかなどは不明、しっかりと説明し意思確認が必要である。
③ 気管内挿管チューブ抜管のタイミングについて
・現在、抗菌薬など治療の効果もあり落ち着いてはいる。この状況を逃すと状態が再度悪化していく可能性が高い。まずは、臨床倫理コンサルティングチームも同席して家族に十分に説明した上で、抜管のタイミングに関する意思決定を行うこととする。

Q2 身元の確認方法はどうすればよいのでしょうか？

Answer

当院では、事務当直マニュアルにおいて、「身元確認の手順」を以下のように定めています。

1. 目的

救急等で受診された意識がない患者等に対して、人権に配慮し迅速に身元確認および代理意思決定者の選定を行う方法を明確にする。

2. 所持品の確認

（1）所持品の確認をする際は複数人で行い、うち1名は当院職員とする。確認した所持品は所持品内訳に当院職員にて記載する。当院職員はできる限り複数名とし、他部署で構成されることが望ましい。

（2）貴重品は一つにまとめ企画課の金庫内で保管する。金庫へ保管する際も複数名で行う。

（3）平日時間外および休日に確認を行う場合は、1名は原則、事務当直者とする。なお、夜間時の所持品（貴重品）の管理は夜間当直金庫で行い、平日帯に企画課の金庫へ移動させる。日中同様所持品内訳に記入する。

3. 身元の確認方法

身元の確認については、個人情報保護法16条3項の二「人の生命、身体又は財産の保護のために必要がある場合であって、本人の同意を得ることが困難であるとき。」を法的根拠とする。

（1）所持品から複数名で身元を確認する。

（2）携帯電話、財布など本人の持ち物から確認できる範囲で行う。（携帯電話のロック解除も可能であれば行う）

（3）親族と思われる（苗字が同じ等）連絡先を発見した場合は連絡を行う。連絡を行う際は院内の固定電話より行う。

4. ソーシャルワーカーの介入

本人の意思や代理意思決定者不明な場合などの倫理的対応やハイリスク支援（無保険等）を目的とし身元不明者（一時的を含む）全員に介入し、アセスメントを行い必要に応じて親族者検索を行う。

＜平日時間内＞
対象患者を発見した段階で外来当番のソーシャルワーカーへ連絡を行う。

＜平日時間外および休日＞
上記の身元確認方法を行った上でも身元の確認や代理意思決定者の選定ができない場合は、オンコールソーシャルワーカーへ連絡をする。依頼を受けたソーシャルワーカーは連携室業務マニュアル（身元不明者等の対応について）に沿って介入する。

Q3 身元が判明しない患者の事務的な取り扱いはどうすればよいのでしょうか？

Answer

【Q 2】'身元の確認方法はどうすればよいのでしょうか？'の身元確認手順やソーシャルワーカー介入によっても身元が判明しない場合は市町村へ報告します。ここでの'市町村'とは「行旅病人及行旅死亡人取扱法」（行旅人が病気や死亡をした場合は所在地の市町村が救護する）に基づき「発見地」の市町村となります。

市町村は病院からの報告により、それぞれの市町村で定める規則等に基づき対応を行います（生活保護法第7条などの適用）。診療録上の氏名などは市町村の指示または協議に基づき対応することになります。

ここで重要なのが本人の意向を確認することです。本人がこれからどうしたいのか、どのような生活を行いたいのかによって今後の対応が変わりますのでソーシャルワーカーによる社会的支援が重要です。

実際に、意思疎通は可能でありながら氏名・住所など一切分からない患者さんが、発見地での生活を希望したことにより退院後に救護施設へ入所することができた例もあります。

Q4 意思疎通ができず身寄りがいない患者（連帯保証人なし）の医療費の支払いはどのように対応すればよいのでしょうか？

Answer 当院では、意思疎通ができない患者の貴重品は企画課の金庫にて保管することになっています（貴重品の預かり手順は【Q2】'身元の確認方法はどうすればよいのでしょうか？'を参照してください）。その保管した貴重品の中に現金があれば、その中から医療費を支払うことが可能です。根拠は民法697条第1項の事務管理、民法702条第2項の管理者による費用の償還請求等になります。

【関連法律】

民法697条第1項：義務なく他人のために事務の管理を始めた者（以下この章において「管理者」という。）は、その事務の性質に従い、最も本人の利益に適合する方法によって、その事務の管理（以下「事務管理」という。）をしなければならない

民法702条第2項：第650条第2項の規定「受任者は、委任事務を処理するのに必要と認められる債務を負担したときは、委任者に対し、自己に代わってその弁済をすることを請求することができる。この場合において、その債務が弁済期にないときは、委任者に対し、相当の担保を供させることができる。」は、管理者が本人のために有益な債務を負担した場合について準用する。

Q5 患者以外に同意者がいない場合は他に誰か必要でしょうか？

Answer 当院の医療安全管理マニュアルでは、インフォームドコンセントの項目で「家族等への説明」に関して、『原則として患者の同意を得たうえで、家族や家族の中のキーパーソンにも同席を求め、出来るだけ複数の人に説明をしておくことが望ましい。』と記載されていますが、本人が同意能力を有しているのであれば原則は必要ありません（自律尊重の原則）。家族が健在であっても本人が家族への説明を拒否する場合や、家族がいない場合はその旨を診療録に記載しておきしましょう。

本人の同意能力の評価に関しては、【Q8】'患者の意思決定能力はどうやって判断すればよいのでしょうか？'を参照ください。

手術等の説明時に同席者がいない場合は、医師以外の医療スタッフやMSWを同席させることで「医療側同席者」欄にサインすることが可能です。同席者としてサインすることに法的な根拠はありませんが、第三者が立会うことで透明性を担保することができます。主治医の要請で臨床倫理コンサルティングチームメンバーが立会うことも可能です。

【仮想事例1】

依頼者：主治医、MSW
依頼区分：患者の意思決定能力が不十分
依頼内容等：
【患者情報】50歳　男性
　　　　　　病名：胆嚢がん（進行期）
　　　　　　家族等：なし

【協議事項】患者は知的障害があり意思決定能力が十分ではなく、身寄りがない。胆嚢がんで治療が困難になりつつある。今後の治療方針について、DNAR※を含めてどこまで本人に説明すべきか？

【検討内容】
・当院の事前意思の確認書※※に沿って協議。
・判断能力としては、日常生活程度は有しているものの医療行為など難しい内容になると理解が乏しい（手術不能な進行期であることを何度も説明しても手術ができないかと訴えがある）。精神科医の判断としても、DNARについて理解し意思表明をするのは困難であると判断している。
・まずは、病状および今後の治療方針について、わかりやすい言葉で説明して本人の意向を確認することとする。
・DNARについては、担当診療科の意見を踏まえて臨床倫理コンサルティングチームとのカンファレンスで判断する方針とする。

～・～

※DNAR（do not attempt resuscitation）：患者本人または患者の利益にかかわる代理者の意思決定をうけて心肺蘇生法を行わないこと（日本救急医学会・医学用語解説集より引用）。

※※当院の事前意思の確認書：「別府医療センターにおける人生の最終段階における医療・ケアの方針決定に関するフローの紹介」の項（56頁）を参照ください。

【仮想事例 2】

依頼者：主治医、病棟看護師長、MSW
依頼区分：患者の意思決定能力が不十分
依頼内容等：
【患者情報】70 歳　男性　施設入所
　　　　　　病名：白内障
　　　　　　家族等：なし

【協議事項】白内障手術における同意について（患者の同意能力は不明で、代理意思決定者がいない）。

【検討内容】
・知的障害があり、身寄りもなく施設入所中である。診察時には施設職員が付き添っている。
・生活状況：全盲に近いため生活への支援が必要である。施設では勝手がわかっており、施設職員のサポートにより生活ができている。
・医学的適応：ほぼ全盲に近い状態で（光を感じる程度）、手術自体のリスクは少ないが、全身麻酔によるリスクはある。手術により見えるようになる可能性が高く、生活状況が改善する。
・同意能力について：MSW との面談において、「手術を受けること」「手術をすれば見えるようになること」という点を認識できている。このことから、同意能力がないとは言えず、本人の希望に沿って医療介入を進めて問題ないと思われる。
・以上のことから、全身麻酔の合併症、手術後の管理やリハビリなどについては、本人へ適宜説明しながらリスク軽減に努めていくことで問題ないと判断する。また、術中のトラブルについては医師の判断で最善の対応を行うこととする。

$\mathbf{Q_6}$ 家族はどの範囲まで家族とみなすのでしょうか？

Answer

日本の民法では、「家族」という定義は定められていません。

類義語として民法上には次のような文言が定められています。

・扶養義務者：直系血族及び兄弟姉妹（第877条第1項）

・親族の範囲：6親等内の血族、配偶者、3親等内の姻族（第725条）

しかし、大切なのは本人の意思を推測しかつ最善の利益を図り得る立場にあることです。

家族関係が希薄な患者の医療行為の方針決定については臨床倫理コンサルティングチームに相談してください。

Q7 患者は治療を拒んでいるが、家族と意見が分かれる場合はどうすればよいのでしょうか？

Answer

【Q 5】'患者以外に同意者がいない場合は他に誰か必要でしょうか？'で回答していますように本人の同意能力があれば原則、自己決定を尊重することになります（日本国憲法 第13条※の個人の尊重）。

　実際の事例で家族から患者の意識がなくなった時点で手術をして欲しいと言われたことがあります。患者が表出した意向は、患者の状態が急変し意思疎通が困難になったとしても優先されるものです。このことからも、患者本人とよく話し合いをすることが重要です。本人と家族だけではどのように話し合うべきか迷う場合は、医師や看護師、MSW などを含めた話し合いをもつことが重要です。また、本人の意思決定能力を適切に判断することも重要となります。意思決定能力の判断方法は、次の【Q 8】'患者の意思決定能力はどうやって判断すればよいのでしょうか？'を参照してください。

~~~~~~

※日本国憲法 第13条：すべて国民は、個人として尊重される。生命、自由及び幸福追求に対する国民の権利については、公共の福祉に反しない限り、立法その他の国政の上で、最大の尊重を必要とする。

【仮想事例1】

依頼者：主治医、精神科医、MSW
依頼区分：患者（家族）が有益な治療を拒否
　　　　　患者の意思決定能力が不十分
　　　　　患者と家族の意見不一致
依頼内容等：
【患者情報】40歳　女性
　　　　　病名：巨大子宮筋腫、貧血
　　　　　家族等：兄のみ

【協議事項】患者は精神発達遅滞のため施設入所中で、手術治療を希望していない。一方、患者家族（兄）は施設の意向もあり、今後の施設での生活のために手術して欲しいとの希望がある。患者と患者家族の希望が一致しないため、主治医は治療の選択に困っている。

【検討内容】
・患者は巨大子宮筋腫に伴う過長月経、貧血を認め、根治的治療としての子宮摘出術の適応を満たすが、患者自身は手術を希望していない。手術療法以外では、鉄剤内服による貧血コントロールがあるが、根本的治療にはならない。
・患者は精神発達遅滞があるも簡単な内容であれば患者自身の意思を提示することができてコミュニケーションも取れるが、治療に対する同意能力は不明確である。
・医学的適応、患者の意向、QOL、周囲の状況に関する情報共有の結果、（1）次回の診察時に（血液検査と画像検査予定）、精神科医師も同席して検査結果および病状の説明を行う、（2）根治的治療である手術療法に関して説明する、（3）手術を希望しない場合は、鉄剤の内服を行うことを患者および家族に再度説明することとする。診察後に状況が変わった場合は、必要に応じて倫理カンファレンスを行う。
・手術をしない場合は、施設退所を避けるために患者家族（兄）の同意のもとに施設側に病状説明を行うことや、県の障がい者差別解消・権利擁護推進センターと連携を図っていくことも考慮する。

【仮想事例 2】

依頼者：主治医、MSW
依頼区分：患者（家族）が有益な治療を拒否
　　　　　患者の意思決定能力が不十分
依頼内容等：
【患者情報】80 歳　男性、独居
　　　　　　病名：肺がん、アルツハイマー型認知症
　　　　　　家族等：妹のみ

【協議事項】患者の医療同意能力の判断および有益な治療（肺がんに対する標準的治療）を拒否する場合の意思決定や対応について。

【検討内容】
・医学的適応：肺がんの進行状況から化学放射線治療が標準的治療である。治療しなければ数ヶ月の予後であるが、がんの増大や浸潤による呼吸不全や喀血はいつでも起こる恐れがある。
・患者の意向：同意能力については、治療の有効性、有害性、将来起こりうることを十分に理解した上での治療選択判断は難しいが、患者なりに現在の生活を踏まえて返答はできている。よって、同意能力はないとは言えず、本人の意思を尊重する。
・QOL 等：本人が積極的治療を希望すれば、化学放射線治療を開始する。治療途中で認知症の周辺症状が悪化した場合は、治療完遂が困難となることが予測される。そのため、事前に家族（妹）とどんな状況が想定されるか、合意形成をしておく必要がある。また、積極的治療を希望しなかった場合は、終末期の判断を行ったのちに急変時も予測して患者、家族（妹）へ説明し、DNAR の聴取も必要であろう。
　　加えて、かかりつけ医や今後対応してくれる連携先や介護保険申請など社会的支援は MSW が担当する。

【合意事項】
①患者の意向に従い意思決定を行う。
②次回の外来で、包括支援センターなどの協力者に依頼し一緒に話を聞いてもらう。また、臨床倫理コンサルティングチームが説明に同席する。
　→　積極的治療を希望した場合は、完遂できない場合について予め説明する。
　→　積極的治療を希望しない場合は、今後予測されることについて説明をした上で、DNAR について確認する（急変搬入時など）。その場合、かかりつけ医や在宅支援などの社会的支援について調整を行う。

Q8 患者の意思決定能力はどうやって判断すればよいのでしょうか？

Answer

認知症や精神疾患患者だから意思決定能力がない訳ではありません。患者の意思決定能力を評価する場合には、1. 理解、2. 認識、3. 論理的思考、4. 選択の表明の4項目を質問し、一貫性があれば同意能力があると判断できるでしょう（Grisso, T. & Appelbaum, P. S. (1998). *Assessing competence to consent to treatment: A guide for physicians and other health professionals.* Oxford University Press）。できる限り複数の医療スタッフで別々に確認して総合的に判断することが大切です。

＜質問例等＞

1. 理　　解：どのような説明を受けましたか？教えてください。
   病名は何ですか？

2. 認　　識：これから行われる治療と、その必要性について教えてください。

3. 論理的思考：どうすることがご自身にとって一番だと思いますか？
   その理由も教えてください。

4. 表　　明：表明する能力については、患者は口頭で返答する必要はなく、書面や他者を介しての伝達でもかまいません。評価のポイントは提示された選択肢の中から特定のものを選んでいる。あるいは、他者に選択を依頼しているかということです。

【仮想事例】

依頼者：主治医、精神科医、MSW
依頼区分：患者の意思決定能力が不明
依頼内容等：

【患者情報】45 歳　女性　グループホーム入所
　　　　　　病名：子宮がん、脳梗塞高次機能障害
　　　　　　家族等：兄のみ（キーパーソン）

【協議事項】本人の意思決定能力が不十分で、理解はしているようだが論理的思考が乏しい。兄は手術を希望しているが、医療遂行の妥当性はあるか？

【検討内容】
・本人の意思決定能力については、話の理解はできるが論理的思考が乏しい状態と判断し、代理意思決定者である兄の意向を尊重し標準治療（開腹手術）を第一選択肢とする。
・現時点では本人は手術を受ける意思を示しているが、一貫して継続することは困難であると予測される。入院後に環境への対応が難しく、落ち着かない状況になったり、意向の変化や離院、退院希望がでたりすることが予測されるため、患者の精神面を配慮して対応できる病棟への入院を検討する。
・手術当日は兄にも協力を得て、病室から手術室までの付き添いを依頼する。
・術後早期からリハビリを開始し、入所しているグループホームへ退院できるよう ADL の低下予防に努める。

Q9 本人の意思決定能力がなく、また親族等が不在の場合の治療方針（医療行為）の決定はどうすればよいのでしょうか？

Answer

医療・ケアチームと臨床倫理コンサルティングチームとで最善の医療行為について検討を重ねると同時に、患者本人の理解可能な範囲での説明を行います。

　もし、親族等への連絡が取れる可能性があれば継続的に努力しましょう。

　また、時間的に余裕があれば、成年後見制度※の利用も検討しましょう。ただし、成年後見制度を利用しても医療同意権が付与されるわけではありませんので注意してください。

※【Q1】【仮想事例4】の成年後見制度を参照ください。

【仮想事例 1】

依頼者：主治医、病棟看護師長、MSW、地域包括支援センター
依頼区分：意思決定能力のない患者に身寄りがない
依頼内容等：

【患者情報】80 歳　女性、施設入所中
　　　　　　病名：大腿骨頚部骨折、認知症（要介護 2）
　　　　　　ADL：杖歩行
　　　　　　家族等：長女（疎遠）のみ

【協議事項】手術が必要な患者であるが、意思決定能力が不明（代理意思決定者も不在）。

【検討内容】

・患者自身は理解力低下や認知機能低下を認めており、患者より手術に関する同意を得るのは難しい。手術をしないと、骨折による疼痛が続き、場合によっては人工骨頭を挿入する手術になる可能性もあり、またその後に寝たきりになることも予測され、患者の ADL 及び QOL は低下すると考えられる。

・手術をした場合は出血、術後感染や偽関節などの合併症も想定される。しかし、手術をしたほうが手術をしない場合と比較して患者の QOL 改善が期待される。

・現時点では、患者の代理意思決定者は不在であるが、手術は緊急性を要していることもあり、カンファレンス参加者の総意で「手術可能」と考える。長女との関係は疎遠ではあるが不良ではないかもしれない。引き続き連絡を行う（電話及び郵便）。カンファレンス後に再度本人へ手術の説明を行なう。その際は臨床倫理コンサルティングチームのメンバーも同席する。

・本人は元来、散歩することが趣味であった。手術を行い、歩行することができるようになれば QOL の向上に寄与することができる。

【仮想事例2】

依頼者：主治医、精神科医、病棟看護師長、MSW
依頼区分：意思決定能力のない患者に身寄りがない
依頼内容等：
【患者情報】45歳　女性
　　　　　　病名：子宮がん、精神障害（市町村長同意による医療保護入院※）
　　　　　　家族等：なし

【協議事項】子宮がんで手術および抗がん化学療法が適応の患者であるが、妄想から自分を末期がんと思っている。本人の意向に一貫性がなく意思決定能力も不十分なため、医療行為の妥当性について検討したい。

【検討内容】
・患者の意思決定能力は乏しく論理的思考は困難で、発言も一貫性がなく理解が乏しい。
・子宮がんについては、ガイドライン上も手術の適応であり、術後の抗がん化学療法を含めると根治も見込める状況である。現在、子宮がんによる貧血もあり輸血を行っている。
　→　手術を行うことで、貧血の改善や根治を見込めることから手術は妥当性があると判断した。術後化学療法については、本人の理解力や治療への拒否的態度などを考慮しながら治療遂行のメリットとデメリットを踏まえて、必要に応じて再度倫理カンファレンスを開催する。

～・～・～・～・～・～・～・～・～・～・～・～・～・～・～・～・～・～・～

※**市町村長同意による医療保護入院**：【Q 14】'精神科病棟に入院するためには、どのような手順が必要ですか？'、【Q 15】'医療保護入院の市町村長同意の適用範囲とは何でしょうか？'を参照ください。

【仮想事例 3】

依頼者：主治医、病棟師長
依頼区分：意思決定能力のない患者に身寄りがない
依頼内容等：
【患者情報】80歳　男性
　　　　　　病名：心原性脳梗塞
　　　　　　家族等：兄のみ（遠方在住で長年疎遠）

【協議事項】DNAR※の妥当性、栄養経路の選択、成年後見人の必要性について
※DNAR（do not attempt resuscitation）：患者本人または患者の利益にかかわる代理者の意思決定をうけて心肺蘇生法を行わないこと（日本救急医学会・医学用語解説集より引用）。

【検討内容】
・現状
　　優位半球に病巣があり、現在の意識障害（JCS2桁）の改善は期待できず、ADLの改善も見込めない状況。重篤な後遺症が残ることが容易に予測される病状である。予後としては、脳梗塞の再発、沈下性肺炎、褥瘡などにより急変する可能性もある。
　　心房細動の治療が行われているが、受診は不定期で薬物療法を長期間自己中断したこともあり、病院から連絡を何度もしてようやく受診していたような状況である。

・現時点での結論
（1）急変時のDNARの妥当性
　　複数人の医師で「終末期である」ことを確認している。
　　→　カンファレンス参加者全員で、「急変時のDNARは妥当である」と判断する。
（2）栄養経路の選択
　　患者自身での経口摂取は難しく、介助で少量の経口摂取可能状況であり、意識レベルの状況で摂取量は変化し、定まっていない。今後は末梢挿入式中心静脈カテーテルPICC（peripherally inserted central venous catheter）を挿入し、必要に応じて胃管からも補助的に栄養療法を行うとの主治医の方針を妥当と判断する。
（3）成年後見人の選定の必要性
　　MSWより兄に連絡・確認し、成年後見人の選定を考慮する。兄の協力次第では市町村長申立てを検討する。

Q10 本人の意思決定能力がなく、家族・親族等もいない場合の文書等はどう取り扱えばよいのでしょうか？

Answer

本人の意思決定能力がなく、家族・親族等がいない場合は、同意書等を発行する必要はありません。

本人および家族・親族の状況、医療行為の決定方法を診療録に記載しておきましょう。本人の状態が改善し意思決定能力を有する状態になったり、親族等が見つかったりした場合は、その時に同意書を発行し署名してもらいましょう。入院診療計画書についても同様です。但し、入院診療計画書については、入院時に発行する必要はありませんが作成しておくことは必要です。

医療行為の方針決定は【Q1】'意思疎通が困難な患者が搬送されてきた場合はどのように対応すればよいのでしょうか？'、【Q6】'家族はどの範囲まで家族とみなすのでしょうか？'、【Q8】'患者の意思決定能力はどうやって判断すればよいのでしょうか？'に沿って、決定していくことになります。

Q11 手術に対しての同意能力がなく、家族・親族等もいない場合の同意書等はどう扱えばよいのでしょうか？

Answer

　手術が必要と判断され、本人の意思決定能力がなく、家族・親族等もいない場合は、【Q10】'本人の意思決定能力がなく、家族・親族等もいない場合の文書等はどう取り扱えばよいのでしょうか？'の項に準じて同意書作成は不要です。その際は、臨床倫理コンサルティングチームに相談してください。

　主治医、看護師等の医療・ケアチームと臨床倫理コンサルティングチームで、手術についての倫理カンファレンスを開催します。その結果、手術適応の妥当性が確認されれば、臨床倫理コンサルティングチームが「同意書不要文書」を発行します。発行された「同意書不要文書」は主治医に渡しますので、病棟で他の同意書と同様に保管し、手術室に入室時の際に必要な手術同意書の代わりとして提示してください※。また、情報共有のために臨床倫理コンサルティングチームが患者の電子カルテ掲示板の「治療方針欄」に文書不要の旨を記載します。

~~~~~~

※当院では、患者の手術室搬入時の申し送りにおいて、手術同意書の確認を必要とすることが医療安全管理上のルールとなっています。

【仮想事例】

依頼者：主治医、病棟師長、MSW
依頼区分：意思決定能力のない患者に身寄りがない
依頼内容等：
【患者情報】80歳　男性
　　　　　　病名：褥瘡、認知症
　　　　　　家族等：なし

【協議事項】褥瘡による壊死性筋膜炎に対して全身麻酔での手術が必要であるが、本人同意能力なく身寄りもいない。

【検討内容】

・手術を行うことで治療経過を短縮することや、今後の生活環境を検討する上で選択肢が広がる。リスクとしては輸血が必要になることや全身麻酔の合併症といった手術に関わる一般的なことが考えられるが、患者個人については年齢以外は特別なリスクはない。

・本人の今後の施設での生活継続の意向も踏まえると、手術を行わない限り施設に戻ることは困難である（転院しかない）ため意思に反することになる。よって、本人の利益を考慮し手術を行うことが妥当であると判断する。

・意思決定能力は短期記憶低下が著明ではあるが、全く理解できないわけではないので、臨床倫理コンサルティングチームメンバーが同席して本人へわかりやすく説明を行うことは必要である。そのうえで、臨床倫理コンサルティングチームが状況に応じて「同意書不要文書」を発行する。

Q12 判断能力がない患者のセカンドオピニオンを家族等が希望している場合の対応はどうすればよいのでしょうか？

Answer 　当院では、セカンドオピニオンの申し出は本人又は本人より文書で委任された方に限られています。

　家族や親戚等からセカンドオピニオンの希望があった際に、本人に判断能力がない場合は、地域医療連携室より紹介医療機関へ本人と希望者の関係（血縁関係だけでなく関わり等）を確認します。その情報をもとに臨床倫理コンサルティングチームで、希望者が代理者として適当と判断した場合はセカンドオピニオンを受け入れる流れとしています。

Q13 治験・臨床試験参加者で同意能力はあるが、同意書にサインができない場合の対応はどうすればよいのでしょうか？

Answer

同意能力はあるものの、体が不自由なため、同意文書への自筆による日付の記入及び署名ができない場合であっても、可能な限り記名押印にて本人への同意を取得しましょう。

しかし、それも不可能な場合は立会人（治療に直接関わらない医療スタッフ等）に同席してもらい、被験者が十分な説明を受け、自由意志による同意を示したことを証するために、同意文書に立会人の署名（又は記入押印）並びに日付を記載してもらっておくと良いでしょう（同意能力の評価については【Q 8】'患者の意思決定能力はどうやって判断すればよいのでしょうか？'を参照してください）。

なお、被験者の氏名欄に立会人が署名の代筆として被験者の氏名を記入することはGCP※に規定もなく、かつ誤解を与える可能性がありますので、空欄のままとすることをお勧めします。

さらに、同意文書の余白等へ被験者の氏名、被験者が自筆による署名ができない背景、被験者と立会人との関係を立会人の方が診療録に補足追記しておくことが望ましいと考えます。

なお、一般に被験者本人から同意を得る場合でも家族と相談した後に同意することが多いと思います。そのため、代諾者が遠方に住んでおり、診察に同席できない場合においても、特にこの点に配慮して、同意前に被験者が相談できる適切な親族など（施設入所における代理人など）との十分な連絡が望ましいと考えます。

但し、各治験及び臨床試験のフローが定められている場合はそちらを優先します。

~・~・~・~・~・~・~・~・~・~・~・~・~・~・~・~・~・~・~

※GCP（Good Clinical Practice）：国が定めた「医薬品の臨床試験の実施の基準に関する省令」で、治験（臨床試験）を行う製薬会社や病院（医師等）は守らなければいけません。

Q14 精神科病棟に入院するためには、どのような手順が必要ですか？

Answer まず、前提条件として精神科病棟への入院には精神科医の判断が必要です。

精神科病棟に入院する場合には、以下の3つの形態のいずれかを適用する必要があります。

（1）任意入院：本人の同意に基づき入院を行う形態。

（2）医療保護入院：精神的治療や身体的治療が必要な状況であるが、本人の同意が取れない場合に配偶者・直系血族及び兄弟の同意により入院を行う形態。医療保護入院は、詳細な要件が定められています（精神保健福祉法第33条）※。

（3）措置入院：精神症状により自傷他害行為（他害行為が主）の恐れがある場合に行われる入院形態。行政の命令にて入院となる強制入院。措置入院は警察官より保健所通報となります（精神保健福祉法第23条）。

※医療保護入院について

1. 目的

医療保護入院は精神保健福祉法第33条に基づく入院形態となります。この入院形態は「精神保健指定医」による診察が必要となります。診察の結果、精神障害であり、かつ医療及び保護のために入院の必要性がある者であって、本人の意思では入院ができない場合、家族等の同意により入院となります。

2. 家族等とは

ここでの家族とは「配偶者」「親権を行う者」「扶養義務者及び後見人、保佐人」となります。具体的には血族者であれば直系第3親等までとなります。

ただし、家族等で本人と裁判等で争っている場合などは認められません。

3. 家族等が不在の場合

家族等がいない場合もしくは家族等が意思を示すことができない場合は、その者の居住地を管轄する市町村長の同意で医療保護入院を行うことは可能です。その者の居住地がないか、または明らかでないときはその者の現在地の市町村長の同意となります。簡潔に言えば病院の住所地です。しかし、市町村長へ申し立てを行う際は氏名、生年月日などが必要となります。

＜市町村長同意のポイント＞

① 家族の住所や電話番号がわかっているが、連絡が取れないために市町村長同意を依頼することはできません。家族の住所や電話がわかっている場合は、市町村長同意は成立しません。

② 家族・親族等がいない患者が夜間帯に搬送されて市町村長同意を依頼したい場合は、夜間帯でも市町村の担当部署（おおむね障害福祉課）へ連絡し、市町村長同意を依頼します。

③ 成人年齢が18歳に引き下げになったことから家族の同意には18歳、19歳も同意者として認められました。

Q15 医療保護入院の市町村長同意の適用範囲とは何でしょうか？

Answer 市町村長同意による医療保護入院は家族（配偶者、直系三親等及び兄弟姉妹）が「行方が知れない」場合に適用されます。「行方が知れない」とは、全く所在地、連絡先がわからない場合となります。本人や支援者等から○○に居る等と発言があった場合は所在を確認する必要があります。所在の確認方法は当該市町村の市民課へ連絡し確認を行うことになります。本人の委任なく住民票、戸籍等を取得することはできません。

　当該市町村により家族の所在が確認できた場合は、市町村長同意での医療保護は適用できません。その場合は、応急入院指定病院※への転院か一般病棟で対応せざるを得ません。

　患者本人が精神疾患や意識障害で意思疎通が困難であるというだけで市町村長同意が成立する訳でもなく、上記に示したような手続きをとる必要があります。家族検索や市町村への連絡についてはソーシャルワーカー（夜間はオンコール対応）が対応します。

※応急入院指定病院：指定医が診察した結果、精神障がいがあり、緊急に入院治療を行う必要があると判断された場合、本人や家族等などの同意が得られない状態でも72時間以内に限り入院ができる病院（精神保健福祉法に定められた基準を満たしている）。

Q16 虐待を発見した場合、どのように対応したらよいのでしょうか？

Answer 虐待通報は、すべて「疑い」で通報可能です。しかし、虐待通報することは心理的にも負担のかかる作業ですので、臨床倫理コンサルティングチーム（夜間、休日はソーシャルワーカーオンコール）に相談してください。対応を合議・検討します。

　当院では、医療安全管理マニュアルに虐待対応マニュアルについて以下のように記載しています。

　なお、臨床倫理コンサルティングチーム設置後は、医療・ケアチームより臨床倫理コンサルティングチームへ相談があり、倫理カンファレンスを開催することが増えています。

虐待等対応マニュアル

　「児童虐待の防止等に関する法律」、「障害者虐待の防止、障害者の養護者に対する支援等に関する法律」、「高齢者虐待の防止、高齢者の養護者に対する支援等に関する法律」、「配偶者からの暴力の防止及び被害者の保護等に関する法律」により、医療機関においても通報の義務や、通報が許可されている（DV[※]に関しては、被害者の意志確認が必要）。

　そのため、虐待等の疑いがある場合は以下の手順に沿って対応する。

児童虐待、高齢者虐待、障がい者虐待、配偶者からの暴力等を受けた疑いの確認

医事専門職またはMSWに連絡
＊主治医もしくは看護師

虐待疑いの認定
＊収集した情報にて関係者（主治医、MSW、医事専門職、医療安全管理係長）で協議

虐待疑いの通報
＊MSWが虐待の内容に応じ担当機関へ連絡

児童虐待	高齢者虐待	障がい者虐待	配偶者からの暴力
児童相談所等	各市町村高齢者窓口	障がい福祉課等	大分県婦人相談所等

※夜間・時間外の対応

- 児童虐待に関しては、直接児童相談所へ。
- 高齢者、障がい者については、虐待については営業日に各市町村担当窓口へ。
- ＤＶについては、本人の意志確認（ＤＶ被害の確認、避難希望等の聞き取り）後、対応方法を協議し、営業日に担当窓口へ。
- 高齢者、障がい者、ＤＶについては、傷害等事件としての対応が必要となれば、警察署へ連絡。

~・~

※DV：domestic violence（家庭内暴力）の略称。

【仮想事例 1】

依頼者：主治医、MSW

依頼区分：児童虐待疑い

依頼内容等：

【患者情報】男児

病名：前額部裂創

家族等：父母、兄2人

【協議事項】兄弟げんかを仲裁しようとして父親が投げたテレビのリモコンが顔面にあたり前額部を裂傷している。虐待と断定はできないが、どのような対応をすべきか？

【検討内容】

・過去の受診歴で、特に虐待等の情報はない。

・現時点では、虐待とは断定できない。まずは児童福祉法第6条の3第5項に基づき要支援児童※として市町村へ報告する。市町村より情報収集を行ってもらって虐待の疑いが強いようであれば、児童虐待防止法第6条※※に基づき通告する方針とする。

～・～・～・～・～・～・～・～・～・～・～・～・～・～・～・～・～・～

※要支援児童：保護者の養育を支援することが特に必要と認められる児童であって要保護児童にあたらない児童のこと。

※※児童虐待防止法第6条：児童虐待を受けたと思われる児童を発見した者は、速やかに、これを市町村、都道府県の設置する福祉事務所若しくは児童相談所又は児童委員を介して市町村、都道府県の設置する福祉事務所も若しくは児童相談所に通告しなければならない。

【仮想事例 2】

依頼者：主治医、精神保健福祉士
依頼区分：児童虐待疑い
依頼内容等：
【患者情報】35 歳　男性
　　　　　　病名：うつ病
　　　　　　家族等：妻、乳児 1 人

【協議事項】外来診察中に、子どもに「暴力をふるった」との発言あり。主治医（精神科医）が詳細な状況を問診したが、それ以上の発言はない。行政介入も希望せず、妻以外のキーパーソンはいない。過去にも子に対して虐待した経緯があり、自傷行為や自殺企図歴があるため虐待通告するか判断が必要である。

【検討内容】
・児童相談所に個人情報を伏せ相談したところ、児の体に虐待が認められれば虐待通告、なければ経過観察でよいのではないかとの見解。
・児童相談所の見解どおり、児の様子を確認して痣等が認められれば通告とする。ない場合は担当の精神保健福祉士及び患者支援看護師が面談を行い、患者を支持的に支えながら妻への心理教育及び困りごとを確認する。

【仮想事例 3】

依頼者：主治医、病棟看護師長、MSW、地域包括支援センター

依頼区分：虐待疑い

依頼内容等：

【患者情報】80 歳　男性

　　　　　　病名：2 型糖尿病、認知症

　　　　　　家族等：長女（別居）

【協議事項】在宅生活で、以前より地域包括支援センターが継続的に介入を行い在宅医療等の導入を促すも家族（長女）の理解が乏しく、安否確認のみを行っている。今回の救急搬入時に地域包括支援センターより「劣悪な在宅環境」や「経済的搾取疑い」の情報提供あり、ネグレクトによる虐待が疑われる。

【検討内容】

・「高齢者虐待の防止、高齢者の養護者に対する支援等に関する法律」を MSW が説明し、カンファレンス参加者全員で共有。

・直近 1 年間で 4 回の緊急入院歴があり、その間隔は入院回数を重ねる毎に短くなっている。今回は高血糖で入院し、入院日より高血糖は速やかに改善している。

　→　上記法律（定義等）の第二条の 4 項一「養護者がその養護する高齢者について行う次に掲げる行為」のロ「高齢者を衰弱させるような著しい減食又は長時間の放置、養護者以外の同居人によるイ、ハ又はニに掲げる行為と同様の行為の放置等養護を著しく怠ること。」に該当するのではないか？

・糖尿病内科では、自宅退院後の適切な治療や生活環境があれば、今回の入院は防げたと考えている。キーパーソンの長女が患者に必要な介護や医療を受けさせていないのではないか？長女が患者の生活費用（通帳）を管理しているが、当院入院費の未払いもあり、実際にはどのような生活をしているのか不明である。

・地域包括支援センターの情報では、介護サービス費に回せる余裕があるはずだが、お金を管理している長女に伝えても積極的な支援を希望しない。

・糖尿病内科医師は、現在の状況は生命に危機を及ぼしてもおかしくない状態（感染症など生命に関わる合併症併発のリスクが高い）と判断している。

【合意事項】

　「高齢者虐待の通報をしたほうが良い」との判断に至る。ただし、後日家族（長女）を交えて病状説明を行い、その際に家族の意向を再度確認する。そのうえで、虐待の通報をするのか、臨床倫理コンサルティングチームで再度検討して最終決定する。

【仮想事例 4】

依頼者：主治医、退院調整看護師、MSW
依頼区分：その他（社会的入院）
依頼内容等：
【患者情報】80 歳　女性
　　　　　　病名：熱中症、認知症
　　　　　　家族等：長男（同居）

【協議事項】熱中症で救急搬送されてきたが、症状は改善しているので転院調整している。患者の年金で生活している同居の長男が、転院に同意せず入院継続を希望している。今後の対応をどうすればよいか。

【検討内容】
・現状を市の高齢福祉課と相談したところ、高齢者虐待（経済的虐待）には該当しないとの見解。
　→　患者と長男のことは別に考え、まずは患者本人の利益を考えることを優先とする。
・医療・ケアチームの判断としては、患者は身体的に自立生活は難しく（常に介助が必要）認知機能低下もあり、長男と 2 人の生活は困難である。
・現在の病状は医療的処置も必要ないため入院継続の適応がなく転院も困難であり、患者のQOL を考えると施設入所が望ましい。これまでの退院支援の経過から退院勧告を行うことも可能と顧問弁護士からの意見もある。

【合意事項】
　長男に対して病状を説明し、今後の支援経過（施設入所）を伝える。それでも拒否する場合は退院勧告とする。施設入所には受給年金額程度の費用を要するので、長男の支援を社会福祉協議会の困窮支援サービスへ依頼する。

Q17 宗教的に輸血を拒否される場合の対応方法は？

Answer

　　宗教的に輸血を拒否される場合、成人の患者であれば自己決定に基づく判断として尊重されます。しかし、15歳未満で親権者が輸血を拒否する場合は慎重に対応を考えなければなりません。親権者に十分な説明を行っても輸血を拒否する場合は、管轄の児童相談所へ虐待通告（医療ネグレクト）し、指示を仰ぐことが必要です（令和5年3月31日厚生労働省子ども家庭局長通知「宗教の信仰等を背景とする医療ネグレクトが疑われる事案への対応について」）。実際に当院でも虐待通告し、児童相談所の判断で一時保護し、家庭裁判所に申し立てして親権の一時停止を行い、輸血を行った事例もあります。

　　なお、宗教上の理由で輸血を拒否する人への対応方法については、2008年2月28日に日本輸血・細胞治療学会、日本麻酔科学会、日本小児科学会、日本産科婦人科学会、日本外科学会の5学会が合同で「宗教的輸血拒否に関するガイドライン」を出しています（宗教的輸血拒否に関する合同委員会報告）。このガイドラインを参考にして医療機関ごとに予め対応方針を取り決めていると思いますので、それに沿って判断することになります。

Q18 患者本人が「病理解剖」を希望した時の対応は？

Answer
死体解剖保存法第七条に遺族の承諾が必要と明記されています。遺族の範囲は厳密に定めておらず、各法律によって変わってきます。例えば、臓器の移植に関する法律に関するガイドラインでは「原則として、配偶者、子、父母、孫、祖父母及び同居の親族」と定めています。

しかし、大切なのはこれまでの本人の意思を尊重したうえで判断できる遺族であるかということです。遺族の範囲で迷った時は臨床倫理コンサルティングチームに相談してください。

なお、同法第七条の一、二に定められているように遺族の同意が必要ない場合もあります。

【死体解剖保存法（昭和24年6月10日）】

第七条

　死体の解剖をしようとする者は、その遺族の承諾を受けなければならない。

但し、下記の各号の一に該当する場合においては、この限りでない。

一　死亡確認後三十日を経過しても、なおその死体について取引者のない場合

二　二人以上の医師（うち一人は歯科医師であってもよい。）が診療中であった患者が死亡した場合において、主治の医師を含む二人以上の診療中の医師又は歯科医師がその死因を明らかにするため特にその解剖の必要を認め、かつ、その遺族の所在が不明であり、又は遺族が遠隔の地に居住する等の事由により遺族の諾否の判明するのを待っていてはその解剖の目的はほとんど達せられないことが明らかな場合

三・四・五　省略

【仮想事例】

依頼者：主治医、MSW

依頼区分：本人が病理解剖を希望しているが、家族の同意がない

依頼内容等：

【患者情報】50 歳　女性

病名：胃がん、癌性腹膜炎

家族等：弟（疎遠）

【協議事項】本人が病理解剖を希望している。唯一の家族である弟に連絡を取ったところ、姉（患者）の死亡後の連絡も希望しておらず、病理解剖に関する同意に関しても明言しない。

【検討内容】

・死体解剖保存法の第七条二の医学的適用部分は主治医及び外来担当医は該当すると判断している。しかし、「遺族の所在が不明であり、遺族の諾否を待っていては解剖の目的がほとんど達せられないということが明らかな場合」という社会的部分については、「遺族（弟）の所在が不明」とはいえない。

・本人の希望を叶えるため、弟に引き続き連絡をとる。最終的には、死亡後 24 時間まで待つ方針とし、24 時間待っても同意が得られない場合には病理解剖は行わないこととする。

Q19 臓器提供、献体の希望があった場合の対応は？

Answer

1. 臓器提供について

　自院で施行できる臓器提供の範囲（脳死・死体、臓器）を確認しておく必要があります。当院では、MSW をはじめ院内移植コーディネーターが担当しています。

　臓器移植は、平成 22 年 7 月 17 日に施行された改正臓器移植法により、本人の意思が不明な場合でも家族の承諾があれば臓器提供できるようになりました。

　また、本人の希望があれば家族がいなくても意思は尊重されます。ただし、感染症や悪性腫瘍がある場合は提供できません（悪性腫瘍のみであれば角膜移植は可能）。

2. 献体について

　献体は地元の大学病院（当院では大分大学）に事前に登録することが必要です。献体は本人の希望だけではできませんので、親族（【Q 6】'家族はどの範囲まで家族とみなすのでしょうか？' を参照してください）から同意を得る必要があります。また、臓器移植と献体を同時で行うことは角膜移植のみ（片眼を臓器提供）可能です。

Q20 未成年者や意思決定能力に問題がある場合の個人情報保護はどう対応すればよいのでしょうか？

Answer 未成年であっても自己決定できる能力を有している場合は、本人の判断を尊重する立場で対応します。なお、臓器提供ガイドラインや行政の公文書の発行の同意能力は15歳になっています。

臨床倫理コンサルティングチームで、'生命に関わる病状である'と状況判断した場合は、個人情報の保護を撤廃して適切な連絡を取ります。

【仮想事例1】

依頼者：主治医（精神科医）、精神保健福祉士（PSW）
依頼区分：未成年の個人情報保護
依頼内容等：
【患者情報】16歳　男性
　　　　　　病名：自殺企図、抑うつ状態
　　　　　　家族等：母、妹

【協議事項】母との関係不和で別居生活をしている。希死念慮があるものの、現時点での切迫性はない。ただ、その情報を母親に伝えることで危機リスクが上がる可能性がある。本人も母親に状況（自殺企図）は伝えて欲しくないと言っている。
どのように対応すべきか？

【検討内容】
・希死念慮は切迫性がなく、母親に伝えることでそのリスクが高まるのであれば、まずは本人の意向に沿うことが望ましい。
・16歳の未成年とはいえ、自己決定できる能力は有している。臓器提供ガイドラインや行政の公文書の発行の同意能力は15歳となっているので、この基準に基づき本人の自己決定権を尊重する。
・ただし、母親には病名（抑うつ状態）や今後の治療方針は伝える。母親の反応次第により再度報告内容を検討する。
・本人にも、本来は監護権を持つ母親には伝えるほうが望ましいこと、しかし本人が判断したことを尊重することを説明し、自殺企図を起こさないよう約束してもらう。
・児童福祉法第六条の三第8項にもとづき要保護児童（保護者のない児童又は保護者に監護させることが不適当であると認められる児童）とし、市町村へ通達する。その後は要保護児童対策連絡協議会の個別ケース検討会議で今後の支援方針を協議していく。

【仮想事例 2】

依頼者：主治医

依頼区分：守秘義務／個人情報保護の問題

依頼内容等：

【患者情報】 17 歳　男性　留学生

病名：甲状腺機能亢進症（バセドウ病）

【協議事項】服薬による自殺企図で当院に救急搬送されてきた留学生（留学前より自国でうつ病の薬物療法中）。救急搬入後の診察で甲状腺腫大が発見され、精査によりバセドウ病と診断した。抗甲状腺薬による治療を開始し、2 週間後の再診を指示した。しかし、連絡もなく未受診で、患者の携帯電話に複数回電話するも繋がらない。抗甲状腺薬による重大な副作用や甲状腺クリーゼのリスクがあるため、個人情報を撤廃して留学先の大学に連絡したほうがよいか？

【検討内容】

・カンファレンス参加者全員で個人情報保護法の必要箇所（第 69 条第 2 項第 4 号の「本人以外のものに提供することが明らかに本人の利益になるとき」）を確認し全員で協議を行った結果、個人情報の保護を撤廃して、患者の留学先の大学に連絡をすることとする。

・当院より大学の担当者（学生課）を通して患者に「抗甲状腺薬は中断しないように。発熱など症状があれば、当院あるいは医療機関を受診するよう」に伝えてもらう。

Q21 乳児院や児童養護施設、養育里親のもとで生活している未成年者の医療同意や病状説明は誰に行えばよいのでしょうか？

Answer

原則は親権者となります。但し、施設に入所する際に親権を停止している場合などもありますので、児童相談所や施設職員へ確認する必要があります。

親権者が未成年者の利益に反するような判断をした場合は、医療ネグレクトとして児童相談所に通告することもあります（生命・身体に重大な影響がある場合）。親権者と連絡が取れない、または同意が得られない場合で緊急を要する時は児童養護施設の長や里親等の同意により医療行為を行うことができます（児童福祉法第47条第5項）。

親権者へ病状説明をする際は、住所等の個人情報が漏洩しないように配慮する必要があります（親権者が居住地を知らない場合もあります）。

親権者のもとを離れ生活をするような未成年者の手術同意や入院手続きなどは、どこまでを親権者に説明するか、どこからは里親へ説明するかは一概に決めることができません。状況に応じて臨機応変に対応することが必要ですので、MSWや医事専門職に相談し臨床倫理コンサルティングチームと協議して決めていくことが重要です。

【仮想事例】

依頼者：主治医、MSW

依頼区分：その他

依頼内容等：

【患者情報】男児

病名：急性虫垂炎

【協議事項】里親制度を利用し養育中の児の手術が必要である。病状説明および治療（手術）の同意取得は誰に対して行ったらよいか？

【検討内容】

・担当の MSW より児童相談所と里親にこれまでの経緯を確認したところ、継父からの虐待が原因で措置入所していること、親権者は実母及び継父であることが判明。

・里親は、これまでの入院なども自分たちが同意してきたので自分たちが手術の同意書に署名をすることを望んでいる。

・児童相談所の見解：手術の同意書への署名は原則として親権者ではあるが、最終的には医療機関の判断による。

・当院の顧問弁護士は、やはり親権者への説明は必要であるとの判断である。

→　児童相談所に実母への連絡を依頼したところ、実母及び継父への病状説明の希望あり。

→　虐待を行っていた継父への病状説明について、継父が医療同意を行わないことや児と接触することはないかなど児の不利益とならないかが問題。

→　主治医及び MSW は児の不利益になることがないように病状説明の場所を設定し、診療録等から個人情報が見えないように配慮する。また、継父が医療同意をしなかった際の手順を「医療ネグレクトによる児童の生命・身体に重大な影響がある場合の対応の流れ（参考）」（厚生労働省雇用均等・児童家庭局総務課長　雇児総発 0309 第 2 号）から確認する。

人生の最終段階における医療・ケアの方針決定に関するフローの紹介

このフローチャートを使用の際にご一読ください

このフローチャートは、延命治療や蘇生処置の中止に関する意思決定を進めていく際のプロセスを示しています。「今後の医療・ケアに関する事前確認書」はツールとしてご利用いただき、実際には、患者・家族が現状を理解し今後を決めていく過程が大切となります。全身状態の変化に応じて、意向も変化してくると思いますので、その都度のご確認をお願いいたします。
使用にあたりご不明点がありましたら、臨床倫理コンサルティングチームにご相談ください。

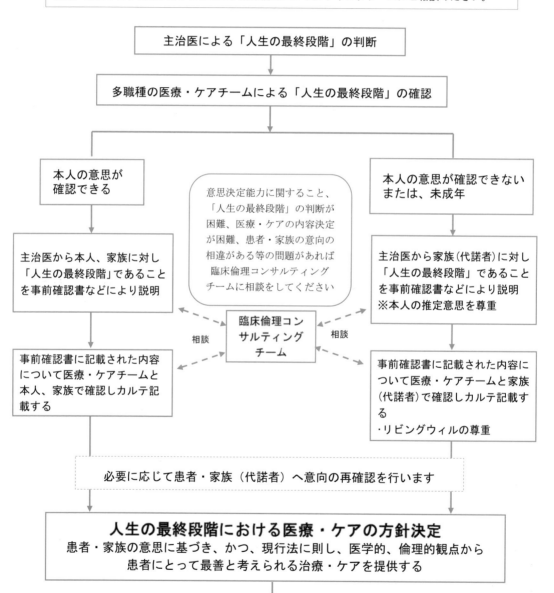

主治医による「人生の最終段階」の判断

多職種の医療・ケアチームによる「人生の最終段階」の確認

本人の意思が確認できる

意思決定能力に関すること、「人生の最終段階」の判断が困難、医療・ケアの内容決定が困難、患者・家族の意向の相違がある等の問題があれば臨床倫理コンサルティングチームに相談をしてください

本人の意思が確認できないまたは、未成年

主治医から本人、家族に対し「人生の最終段階」であることを事前確認書などにより説明

主治医から家族（代諾者）に対し「人生の最終段階」であることを事前確認書などにより説明
※本人の推定意思を尊重

臨床倫理コンサルティングチーム

相談

事前確認書に記載された内容について医療・ケアチームと本人、家族で確認しカルテ記載する

事前確認書に記載された内容について医療・ケアチームと家族（代諾者）で確認しカルテ記載する
・リビングウィルの尊重

必要に応じて患者・家族（代諾者）へ意向の再確認を行います

人生の最終段階における医療・ケアの方針決定
患者・家族の意思に基づき、かつ、現行法に則し、医学的、倫理的観点から患者にとって最善と考えられる治療・ケアを提供する

事前確認書（複写）を臨床倫理コンサルティングチーム（医療安全管理室）へ提出

「今後の医療・ケアに関する事前確認書」について

別府 八湯　様　及び　ご家族などの皆様

「今後の医療・ケアに関する事前確認書」を記載される前にご一読ください。

　この「今後の医療・ケアに関する事前確認書」は、別府 八湯　様の今後の治療に関して、ご本人やご家族の方の意向を確認させていただくためのものです。

　現在、病状の経過としては、治療により回復していくことが難しい状況と考えられます。今後、生命維持に関わる事態が考えられます。その時に、どのような治療を希望されるかについてお伺いするための「今後の医療・ケアに関する事前確認書」です。

　もし、現在、疑問に思われていることがあったり、わからないことがあれば、当院の医療者のほうに確認をしていただき、現在の状況についてご理解いただいた上でお答えください。また、これからの経過によって、決めたことも変わってくることも当然ありますので、現時点でのお気持ちや考えを聞かせていただければと思います。

この文書で使用する言葉について説明いたします。

【栄養補給】

　　点滴治療：手足から点滴のための針を刺して水分補給を行います。栄養はほとんどありません。口から薬が飲めないときに、点滴を用いて体内に入れることができます。

　　鼻チューブ：鼻から胃または腸まで届くチューブを入れて、栄養剤などを注入します。

　　胃ろう：内視鏡を使っておなかと胃の壁に小さな穴を開け、つけたチューブから流動食などを注入します。

【医療処置について】

　　通常の看護ケアや処置などはいままで通りに行います。褥瘡予防のための体位変換や必要時の酸素投与、医療用麻薬などの鎮痛剤などは必要に応じて提案させていだだきます。

　　苦痛緩和の治療については、痛みや息苦しさ、だるさ等の身体の症状が増強し通常の治療でも困難な場合はお薬で意識を少し落として和らげることができます。その場合、副作用などで呼吸に影響を及ぼす場合があります。また、貧血の場合の輸血やその他の医療処置については、主治医からの説明を受けてご希望があれば記載をお願いいたします。

【心肺蘇生法とは】

　　呼吸や心臓が止まったときに救命のためにおこなわれる胸骨圧迫（心臓マッサージ）、気道確保や気管挿管（口や鼻から気管に管を入れて空気の通りみちを確保する）、気管切開（喉仏の下のあたりに穴をあけて直接気管に管をいれる処置）などを言います。

【延命のための人工呼吸器】

　　気管に通した管に取り付けた機械から空気を送り込み、呼吸を助けます。

「今後の医療・ケアに関する事前確認書」（回答例）

治療をしても回復が望めない状態になったときの「過ごし方」「延命治療」について

1）最期をどこで過ごしたいと思っていますか
   ☑ 自宅でできる限り過ごしたい
   ☐ 病院がよい（どこの病院を希望しますか）

2）水分や栄養補給についてあてはまるところにチェックをしてください
   ☑ できる限り経口で水分や可能な食事を希望する
   ☑ 身体の負担にならない程度の点滴による水分の補給を希望する
   ☐ 鼻チューブによる栄養補給を希望する
   ☐ 胃ろうによる栄養補給を希望する
   ☐ 上記以外でしてほしいことはありますか？

3）医療処置についてあてはまるところにチェックをしてください
   ☑ できる限り自然の状態で過ごしたい
   ☑ 痛みや息苦しさやだるさ等の苦しい症状が強い場合は意識を落としてもしてほしい
   ☑ 苦痛がとれる有効な治療は副作用や負担があってもしてほしい
   ☐ 上記以外でしてほしいことはありますか？

   意識を落とす際は、可能であれば事前に説明してほしい。

4）心臓マッサージなどの心肺蘇生法について
   ☐ 希望する   ☑ 希望しない

5）延命のための人工呼吸器について
   ☐ 希望する   ☑ 希望しない
   その他何か気になることがありましたら、自由に記載してください。

令和　5 年　12 月　1 日　　（場所：南 3 階病棟面談室　　時間 14：30）
説明者：医師氏名　　別府　医師男　　医療者側同席者氏名　　　別府　看護子
令和　5 年　12 月　3 日
患者氏名　　　別府 八湯
代筆者氏名（患者との関係）＿＿＿＿＿＿＿＿＿＿＿＿（　　　　）
同席者氏名　　　別府 塔子＿＿＿＿＿　＿＿＿＿＿＿＿＿＿＿＿

※ご意向の確認は、原則として複数の関係者（家族・医師・歯科医師・看護師・ソーシャルワーカー等）の立会いの下に行います。

※同席者には、当院の任命する立会者や識者を含む場合があります。

※本確認書は、文書署名後も変更・取り消しが可能であり、病状の経過によって、適宜必要な確認を行います。

著者一覧（臨床倫理コンサルティングチームで活動した職員）

安部　初美　　　（看護師）

泉　寿彦　　　　（医師）

井上　祥明　　　（社会福祉士）

江上　雅代　　　（看護師）

蒲池　志穂　　　（看護師）

川中　博文　　　（医師）

河野　華英　　　（事務職）

坂本　昌則　　　（事務職）

末永　康夫　　　（医師）

竹田津　雄介　　（事務職）

辻林　淳一　　　（事務職）

鶴田　悟　　　　（医師）

二宮　大雅　　　（医師）

深田　陽子　　　（医師）

矢野　篤次郎　　（医師）

矢野　智英　　　（看護師）

吉田　嘉子　　　（看護師）

（五十音順）

監修：矢野篤次郎

臨床現場における臨床倫理Ｑ＆Ａ
困ったときに手にとるガイド

発　行　2024 年 1 月 20 日　初版第 1 刷発行

編　集　国立病院機構別府医療センター臨床倫理コンサルティングチーム©

発行人　渡部新太郎

発行所　株式会社 日本医学出版

　　　　〒 113-0033　東京都文京区本郷 3-18-11　TY ビル 5F

　　　　電話　03-5800-2350　FAX　03-5800-2351

印刷所　モリモト印刷株式会社

ISBN978-4-86577-065-0　　　　　　　　　　　　　　Printed in Japan